Adrien.

CHOLERA - MORBUS.

RELATION HISTORIQUE ET MÉDICALE

DE L'ÉPIDÉMIE DE CRÉCY

ET

DES VILLAGES CIRCONVOISINS.

PAR A. ADRIEN,

Docteur-Médecin de la Faculté de Paris, Membre de plusieurs Sociétés de médecine; de la Société libre d'Agriculture, Sciences, Arts et Belles-Lettres du département de l'Eure; ex-chirurgien militaire, bachelier ès lettres.

.....Quæque ipse miserrima vidi.

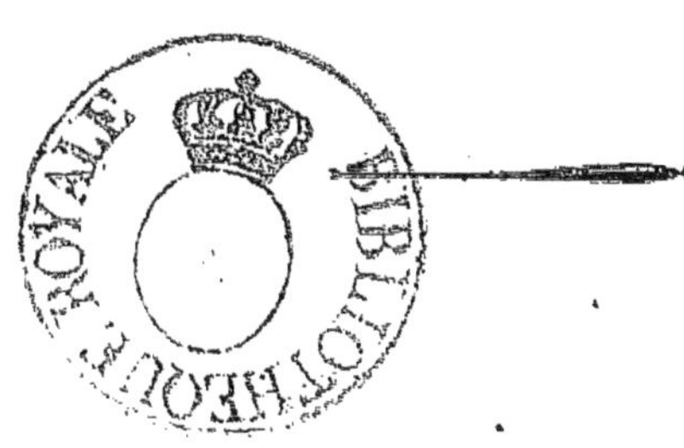

PARIS,

IMPRIMERIE DE GUIRAUDET, RUE S.-HONORÉ, N° 315.

1832.

CHOLÉRA-MORBUS.

RELATION HISTORIQUE ET MÉDICALE

DE L'ÉPIDÉMIE DE CRÉCY

ET

DES VILLAGES CIRCONVOISINS.

Déjà depuis trois semaines le choléra-morbus exerçait d'affreux ravages à Paris, où il enlevait alors mille à douze cents personnes par jour, quand nous eûmes occasion de l'observer pour la première fois à Crécy le 10 avril dernier. C'était sur deux jeunes gens, les fils Roubeaux et Camuset, arrivés la veille de la capitale, emportant avec eux le germe de cette cruelle maladie qu'ils croyaient éviter en fuyant, mais dont ils devaient être incessamment parmi nous les premières victimes. Le premier, ouvrier menuisier, âgé de 19 à 20 ans, et depuis longtemps souffrant d'une affection rhumatismale, présentait déjà la plupart des symptômes qui caractérisent la période algide, tels que refroidissement général des parties extérieures du corps, cadavérisation de la face; yeux caves, rétrécis, éteints, entourés d'un cercle livide; joues creuses, bourdonnement d'oreilles; langue plate, froide; voix cassée, sépulchrale; pouls petit, concentré, filiforme; suppression d'urine, coucher en supination; immobilité, vomissements fréquents, et déjections alvines multipliées de matières blanchâtres ressemblant à une solution de fécule. M. Martin, mon confrère, qui traitait le malade, tenta inutilement l'application des sangsues, des irritants externes, ainsi que l'emploi des narcotiques à l'intérieur. Dans l'état déplorable où était ce jeune homme quand je le vis, le pronostic était un arrêt de mort, de mort inévitable et prochaine, et il succomba en effet le lendemain matin 11.

Le deuxième, ouvrier serrurier, âgé de 21 ans, garçon bien fait, grand, d'un tempérament sanguin et d'une bonne constitution, n'avait encore qu'une petite diarrhée accompagnée de quelques coliques; quand il allait à la selle, il lui semblait que son ventre se vidait brusquement, et les matières rendues consistaient en un liquide jaunâtre au milieu duquel on voyait surnager une certaine quantité de flocons albumineux. Du reste, il paraissait gai, il avait un sommeil paisible, conservait son appétit ordinaire, et avait le pouls dans l'état normal. C'était le moment de combattre le mal et d'en triompher : il aurait fallu appliquer de suite 20 à 25 sangsues à l'anus, couvrir le ventre de larges cataplasmes de farine de lin laudanisés bien chauds, administrer des quarts de lavements d'eau de riz amidonnée froide avec addition de 7 à 8 gouttes de laudanum de Rousseau, faire prendre une ou deux doses de poudre de Dower de 5 à 6 grains chaque, et donner pour toute tisanne une eau de riz très légère, froide et édulcorée avec le sucre, le sirop de gomme, et mieux encore avec le sirop de grande consoude. Au moyen de ce traitement, j'aurais *peut-être* sauvé le jeune Camuset, car depuis je l'ai employé, et toujours avec succès, sur un très grand nombre de malades qui se trouvaient dans le même cas que lui. Mais alors soupçonnions-nous qu'un simple cours de ventre pût avoir une issue aussi rapidement funeste? Je me bornai donc à prescrire l'eau de tête de pavots tant en boisson qu'en lavements, les frictions avec l'huile de camomille camphrée sur le ventre, les cataplasmes émollients sur cette même partie, toutes choses fort applicables assurément, mais qui étaient malheureusement insuffisantes, et nous passâmes de la sorte deux jours sans qu'il se déclarât de nouveaux accidents, et par conséquent bien rassurés sur les suites que devait avoir ce que je regardais comme une simple indisposition. Le 12, je vis le malade à 8 heures du matin : il avait peu dormi ; il éprouvait de l'agitation, une inquiétude vague ; il avait de plus fortes coliques que les jours précédents, et déjà il était allé quatre à cinq fois à la selle depuis le jour. Cependant rien ne me faisant présager le pressant danger qui le menaçait, je n'ajoutai rien à ma première prescription, et je me retirai, bien éloigné de penser que douze heures après il aurait cessé d'exister ! A 11 heures on vint me chercher : le malade était alors en proie à tous les accidents du choléra épidémique ; il rejetait à toute minute par le haut et par le bas des matières blanchâtres, grumeleuses ; il se plaignait d'étouffements, de douleurs abdominales, de crampes ; le pouls était petit, serré ; il avait une soif vive ; mais ce qui me frappa surtout, ce fut l'altération particulière de la face : déjà elle avait une couleur livide, les joues étaient creuses, luisantes, et semblaient collées sur les os ; les yeux étaient caves, affaissés sur eux-mêmes, abattus, et entourés d'un cercle cyanique. N'ayant pas encore de méthode de traitement bien arrêtée, je résolus d'employer le bain, ordinairement si favorable dans le choléra sporadique, et d'ailleurs fort vanté par un médecin de Colmar qui avait observé et traité le choléra asiatique en Russie et en Pologne. J'en fis à l'instant préparer un très chaud, et j'y plongeai mon malade pendant près de trois heures. Les vomissements et la diarrhée ne tardèrent pas à s'arrêter, les crampes et les coliques se calmèrent presque aussitôt ; la figure s'épanouit, se couvrit de sueur ; le pouls se releva, devint fort, plein, large et fréquent ; enfin j'eus la satisfaction de voir s'établir une réaction complète, si désirable en pareil cas, et souvent si difficile à obtenir. Dans ce moment je crus mon malade hors de tout danger, et je m'applaudis d'autant plus de ce succès, que c'était le premier cholérique que je traitais, et que les médecins les plus justement famés de Paris n'en sauvaient guère alors. Mais hélas! courte fut ma joie. Environ quatre heures après la sortie du bain, le pauvre Camuset éprouva tout-à-coup une lipothymie; il perdit la parole, ses yeux se renversèrent; le pouls faiblit, se concentra; la peau, auparavant chaude et couverte d'une abondante transpiration, se refroidit, devint visqueuse; et, malgré tout ce que je pus faire, synapismes, vésicatoires, frictions irritantes, toniques à l'intérieur, rien ne put empêcher l'inexorable mort de s'acheminer à grands pas, et de venir mettre un terme prochain à un ensemble de phénomènes désespérants qui se déclarèrent inopinément, nous surprirent à l'improviste, et terrassèrent notre imagination.

Au même instant (8 heures du soir), j'assistai à l'agonie de mon maréchal, homme âgé de 71 ans, mais encore vert et d'une constitution vigoureuse, qui venait d'être atteint d'une manière brusque et foudroyante par le choléra. A 4 heures de l'après-midi, Bouillon n'éprouvait encore aucun dérangement dans sa santé; il avait ferré plusieurs chevaux dans le courant de la journée, et il avait déjeuné et dîné de bon appétit. (Je crois que son dernier repas se composait de lentilles.) A 4 heures et demie il est pris tout à coup par des coliques violentes, bientôt suivies de selles abondantes, par des nausées, des vomissements de matières alimentaires d'abord, ce qui fit croire aux assistants que c'était une indisgestion, puis d'un liquide ressemblant à de l'eau de riz. Il était 6 heures quand j'arrivai près de lui, et déjà les traits étaient entièrement décomposés, la voix flûtée, la peau froide et le pouls presque insensible; des crampes très douloureuses se faisaient en outre sentir dans les membres, et particulièrement aux extrémités inférieures. Je m'empressai tout aussitôt de faire mettre ce malade dans un bain chaud; mais à peine y était-il resté un quart d'heure, qu'une défaillance nous obligea de l'en retirer, et de le reporter dans son lit, où, ses forces décroissant à vue d'œil, il fut aisé de prévoir que la mort ne tarderait pas à le frapper. Ce nouvel échec, si rapproché du premier, si instantané, acheva de porter dans mon âme le découragement, et en quelque sorte la terreur. La nuit qui suivit ces deux décès fut pour moi, je ne m'en cache pas, la plus épouvantable peut-être que j'aie passée de ma vie. J'avais vu le choléra-morbus dans toute sa laideur; je me représentai tour à tour la brusquerie de son attaque, l'étonnante rapidité de sa progression, la complète inefficacité, la nullité des moyens curatifs; et je regardais comme autant de victimes irrévocablement dévouées tous les individus que l'épidémie atteindrait.

Heureusement les événements postérieurs sont venus promptement détruire cette accablante appréhension. Nous avons repris courage et confiance; notre foi, un moment ébranlée, en la puissance de la médecine, s'est raffermie; nous avons mis à profit les hautes lumières et l'expérience des maîtres de l'art, et nous pouvons nous glorifier aujourd'hui d'avoir guéri plus des trois quarts de nos malades. Me voilà certes bien loin de compte avec une méprisable coterie (la même sans doute qui a lâchement accusé le jeune médecin de Bellou d'empoisonner tous les cholériques de Boutigny), qui a répandu et cherche à accréditer le bruit aussi absurde qu'atroce que pas un de ceux qui avaient eu le malheur de tomber entre mes mains n'avait réchappé! Mais les chiffres sont là; ils sont exacts, positifs, irrécusables, en la possession de M. le maire de Crécy, qui les a lui-même établis sur nos rapports journaliers, et ces chiffres constatent que, dans les communes de Bouleurs, Lachapelle, Voulangis, Villiers et Vaucourtois, il y a eu, pendant les mois d'avril et de mai, 230 malades du choléra, de la cholérine ou de la suette; que 39 morts s'en sont suivies, et que sur ce nombre j'en ai traité 165, et perdu seulement 15! N'ayant pas été à même de vérifier les états des autres communes ni ceux des cinq communes précitées pour les mois de juin, juillet et août, je ne parlerai dorénavant que de mes seuls malades, sans établir de comparaison avec des faits que je ne connais qu'imparfaitement, et que, supposé que je les connusse mieux, il ne m'appartiendrait peut-être pas de publier sans l'agrément de confrères que j'estime, et à qui je serais désolé de faire la moindre offense.

Quoi qu'il en soit, voilà donc le choléra déclaré à Crécy, et remarquons bien qu'il ne s'y développe qu'après y avoir été en quelque sorte apporté du foyer de l'infection. La même circonstance se représente à Tigeaux, petit village éloigné de Crécy d'environ une lieue, et séparé de lui par une haute colline. L'état sanitaire y était très satisfaisant. Arrive de Paris, le 13 avril, la fille du sieur Marchant, flotteur, que la maladie surprend le lendemain 14, et dès le 20 plusieurs cas de choléra se présentent.

Je constate ces faits, sans prétendre en rien déduire en faveur de la contagion, à laquelle je ne crois pas. Le mode de propagation du choléra est jusqu'à présent tout aussi inconnu que sa cause première. Il ne me paraît pas même démontré que cette maladie suive le cours des rivières plutôt qu'une autre direction, et qu'elle attaque les pays avoisinant leurs bords préférablement à ceux qui en sont éloignés : car, s'il y a eu un grand nombre de cholériques à Crécy, à Tigeaux et à Villiers, il y en a eu fort peu au hameau de Serbonnes, et j'en ai vu un seul à la Chapelle, situés, comme la ville et les deux villages précédents, dans un étroit vallon qu'arrosent les eaux dormantes du Grand-

Morin ; tandis qu'au contraire Villeneuve-le-Comte, qui est assis dans une haute, vaste et belle plaine, environnée de forêts, à deux lieues de Crécy ; Maisoncelle, qui occupe à la vérité une position moins avantageuse et moins saine ; Belle-Vue, Mongroles et Montaudier, qui sont bâtis sur la croupe de collines fort élevées, ont été singulièrement maltraités par le fléau destructeur.

Mais revenons à Crécy, et suivons-y la marche progressive de l'épidémie. Le 16, la veuve Brunot fut atteinte, et bientôt le nombre des malades s'accrut à tel point que j'en vis personnellement jusqu'à quarante par jour, sans compter ceux de la campagne, dont la quantité n'était pas moindre (1). Je n'avais pas alors une seule minute de repos ; je marchais tous les jours depuis les quatre à cinq heures du matin jusqu'à neuf ou dix heures du soir, fatiguant souvent trois chevaux, et je passais mes nuits à donner des consultations aux personnes qui se succédaient à ma porte. Pauvres comme riches, tous m'ont constamment trouvé disposé à leur porter secours : je n'ai fait que mon devoir.

C'est du 25 avril au 10 mai que la maladie a exercé à Crécy sa plus grande fureur. La ville ressemblait alors à un vaste hôpital ; la plupart des personnes même les mieux portantes ressentaient à cette époque de hideuse mémoire l'influence épidémique. Les unes se plaignaient d'une courbature générale, d'engourdissements dans les membres, de maux de tête, d'insomnie ; les autres accusaient des pesanteurs d'estomac, de l'inappétence, des ventosités incommodes, de la constipation. Les imaginations étaient

(1) Tous à la vérité n'étaient pas sous l'influence immédiate de l'agent épidémique, car je ne compte que 464 choléras, cholérines ou suettes, depuis le 12 avril jusqu'au 31 août, et dans le seul mois de mai j'ai vu 331 malades !

fortement ébranlées; chacun avait l'air triste et soucieux; on ne voyait pas l'ami engager son ami à venir partager son dîner; on sortait peu et on ne s'abordait que pour se demander : « Y a-t-il de nouveaux malades ? quels sont-ils ? combien de morts ? » puis on s'éloignait en silence, inquiet de savoir si on devait être ou non enveloppé dans la catastrophe.

A compter du 11 les cas de choléra devinrent plus rares, et, depuis, la maladie suivit une décroissance si rapide que du 15 au 20 elle s'éteignit entièrement. Si cinq à six semaines plus tard elle a reparu pour immoler quatre nouvelles victimes, dont trois sont allées mourir à l'hospice, ce n'a été qu'une étincelle après un grand incendie.

J'ai traité à Crécy, pendant le cours de l'épidémie, 38 choléras, 49 cholérines et 6 suettes, en tout 93 malades, sur lesquels 20 décès. Voici, dans l'ordre de leur dates, les noms de ces derniers ainsi que leur âge : Camuset, 21 ans; Bouillon, 72 ans; veuve Brunot, 56 ans; veuve Watteau, 63 ans; Patinot fils, 41 ans; fille Martin, 4 ans; Loison, 56 ans; Biloré, 48 ans; Vaudescal, 55; femme Lemaître, 61 ans; femme Baberon, 30 ans; veuve Revêche, 66 ans; Carré, 55 ans; femme Barrèze, que j'ai vue conjointement avec MM. Martin et Robinson, 55 ans; Leroi, 54 ans; Habit, 46 ans; veuve Richard, 70 ans; veuve Mutel, 68 ans; Rondel, 21 ans; et Cholin, 38 ans. Cinq ont succombé dans l'espace de 5 à 12 heures, sept dans l'espace de 24 à 36 heures, cinq dans celui de 2 à 5 jours. La veuve Revêche et Leroi, après avoir donné de grandes espérances, sont morts, l'une le sixième jour, l'autre le dixième jour, d'une congestion cérébrale. La veuve Richard pourrait justement n'être point portée en ligne de compte, car elle est morte le seizième jour, une semaine entière après que j'eus cessé de la voir, et j'ai su que pendant ce temps elle avait pris tous les jours du café et de l'eau-de-vie : on conçoit qu'avec un pareil régime c'eût été un miracle que cette femme réchappât. Il y avait également plusieurs jours que je ne voyais plus la fille Martin quand j'ai appris sa mort : j'en fus d'autant plus surpris que cette enfant était dans un état aussi satisfaisant que possible quand je la laissai. Mesdames Watteau et Lemaître étaient depuis long-temps languissantes. M. Carré a négligé pendant deux jours une ordonnance qui, par une prompte exécution, aurait pu assurer son salut. La veuve Mutel a obstinément refusé, au début de la maladie, la saignée et les sangsues. Habit a conservé pendant huit jours un dévoiement que je l'ai maintes fois engagé, mais vainement, à ne point négliger. Enfin, on sait que Cholin a travaillé aux champs pendant trois jours consécutifs, tenant à la main sa culotte, qu'il n'avait pas le temps de boutonner, tant étaient fréquentes et pressantes ses envies d'aller à la garde-robe, et que, le troisième jour, se sentant exténué, et n'en pouvant plus, il fit, dans l'espérance de rétablir ses forces, un repas copieux après lequel le choléra se déclara immédiatement avec la plus extrême intensité.

Parmi les cholériques que j'ai guéris, je citerai particulièrement madame veuve Delusseux, 74 ans; Devaux, 25 ans; Commèle, 35 ans; femme Demonpréville, 45 ans; demoiselle Habit, aujourd'hui femme Chobert, 18 ans; femme Patinot, 30 ans; femme Caron, depuis morte par l'effet d'une phtysie pulmonaire ancienne, 27 ans; Martin-Scribe, 36 ans; la sœur de Sautereau, 50 ans, et Girot, 46 ans, comme ayant eu le choléra asphyxique et cyanique.

L'épidémie s'est prolongée à Tigeaux depuis le 14 avril jusqu'à la fin de juin; et ce qu'il y a de bien extraordinaire, et qui, selon moi, restera toujours inexplicable, c'est que pendant tout ce temps il n'y a pas eu un seul cholérique à Dammartin, qui n'est qu'à deux ou trois portées de fusil de là, dans le même vallon et à la même exposition, tandis que, dans les premiers jours d'août, la maladie faisait dans ce village de nombreuses victimes. J'ai traité à Tigeaux, y compris Bréal et Belle-Vue, qui en dépendent, 34 malades, dont 20 affectés de choléra, 13 de la cholérine, et un seul de la suette. Sept sont morts, trois dans l'espace de 6 à 8 heures, un dans l'espace de 3 jours, et trois (Gumelet, que voyait aussi à mon insu M. Robinson et les fils Bernard) dans l'espace de 6 à 9 jours, les deux derniers d'une congestion cérébrale.

Deux particularités remarquables doivent être notées ici : c'est que dans cette commune le choléra a constamment revêtu le caractère asphyxique et cyanique, et que, contrairement à ce qui a été observé ailleurs, il y a frappé un grand nombre d'enfants, dont quatre, à ma connaissance, sont morts avant qu'on ait eu le tems de leur administrer aucun secours.

Voulangis et Bouleurs, Sarcy et Montpichet y compris, ne m'ont offert, l'un que neuf cas de choléra, et l'autre huit, pour la plupart avec cyanose et absence complète du pouls. Des neuf premiers cinq sont morts, deux en une journée de temps, et trois dans l'espace de 48 heures à trois jours. Sur les huit cholériques de Bouleurs je n'en ai perdu que trois, dont une femme de 71 ans dans l'espace de 48 heures, une autre femme âgée de 68 ans dans l'espace de trois jours, et un homme de 32 ans le huitième jour de l'invasion de la maladie, d'une congestion au cerveau. Chacun de ces deux grands villages, dont le premier est situé sur le coteau qui borde le Morin à gauche, et à un quart de lieue de Crécy, et le second, sur le plateau à droite, à la distance d'une petite lieue, m'a présenté un nombre de cholérines exactement égal à celui des choléras ; mais ce que j'y ai surtout observé c'est un très grand nombre de suettes : j'en ai vu 26 à Voulangis, et 31 à Bouleurs ; aucune n'a été mortelle. Examinons brièvement en quoi consiste cette maladie.

La suette est quelquefois précédée de lassitudes spontanées, d'un mouvement fébrile continu ou intermittent, d'un mal-être général, de céphalagie, d'insomnie, de la diminution ou perte totale de l'appétit, d'un sentiment de constriction à l'épigastre, d'anxiétés, de constipation, de douleurs dans les membres, d'une chaleur âcre à la peau. Le plus souvent elle s'annonce d'une manière brusque et tout-à-fait inattendue; et alors l'individu qui en est atteint éprouve des sueurs en général tellement abondantes qu'il n'est pas rare de lui voir mouiller dix, quinze, vingt, et même trente chemises en une seule nuit. Ces sueurs sont grasses, elles ont une odeur fétide et nauséabonde. En même temps le pouls est dur, plein et fréquent; les malades sont agités; ils se plaignent d'un poids plus ou moins considérable à l'estomac, d'étouffement, d'ardeur et de sécheresse dans la gorge, de soif, d'anorexie; la bouche est pâteuse; la langue est rouge à son pourtour et blanchâtre à son milieu; l'épigastre est un peu sensible à la pression; les urines sont rares, les selles nulles; il y a insomnie, douleur de tête surorbitaire, et parfois du délire pendant la nuit.

Du deuxième au cinquième jour il se fait ordinairement sur toute la surface du corps, sans en excepter la figure, une éruption exanthématique dont la forme varie à l'infini. Ce sont tantôt de petites élevures, ou seulement de petites taches d'un rouge vif, circulaires, circonscrites, aplaties; tantôt des plaques assez semblables à des piqûres d'ortie, irrégulières, de largeur variable; d'autres fois ce sont des plaques rouges sur lesquelles s'élèvent, comme dans le pemphigus, des vésicules arrondies, remplies d'une sérosité incolore ou jaunâtre, ou bien de petites pustules blanches de la grosseur d'un grain de millet. Ces macules ou boutons sont communément confluents et excitent de vives démangeaisons. Les phénomènes généraux commencent alors à diminuer graduellement; et après cinq à six jours de durée, quelquefois plus tôt, quelquefois plus tard, la peau devient rude, se gerce, et la maladie se termine par l'expoliation de l'épiderme.

Les urines, d'abord incolores et limpides, prennent peu à peu une couleur jaune-orange; elles deviennent mousseuses, nuageuses, se troublent, et déposent un sédiment briqueté.

Le sang tiré des veines est noir, poisseux, et ne présente que bien rarement la couenne phlogistique.

La suette n'est point nécessairement accompagnée d'éruption. Beaucoup de malade n'en n'ont pas. Dans ce cas il n'y a ni prurit ni desquamation.

J'ai vu cette maladie se prolonger plusieurs semaines et dégénérer en fièvre bilieuse.

Les convalescences sont en général fort longues. Je connais plusieurs personnes qui après trois ou quatre mois conservent encore une sorte de langueur dont elles ne peuvent se délivrer; elles ont peu d'appétit, souvent des maux de cœur; leurs digestions sont lentes; elles rendent fréquemment des vents par haut et par bas; elles sont toujours lasses, courbaturées; elles dorment mal; leur peau est habituellement moite et leurs selles sont souvent diarrhétiques. Quelques unes portent sur leur peau une éruption psorciforme fort opiniâtre et fort incommode; d'autres se plaignent d'avoir les jambes comme paralysées, ou bien d'y ressentir, ainsi qu'à la plante des pieds ou dans d'autres régions du corps, des douleurs aiguës, passagères ou permanentes, qui ressemblent beaucoup à celles du rhumatisme; pareillement d'éprouver dans le dos, dans les bras, aux cuisses, des sensations fugaces et fréquentes, semblables à celles qui résulteraient d'un filet d'eau froide courant sur les parties.

La suette attaque indifféremment les deux sexes. Les individus de l'âge de 20 à 50 ans y sont particulièrement prédisposés.

Traitement. Les moyens curatifs que j'ai employé pour combattre la suette sont les sangsues à l'anus ou à l'épigastre, la saignée du bras, les demi-lavements émollients, la limonade citrique, la tisanne de chiendent et de chicorée miellée, l'infusion de tilleul ou de camomille, la diète et le repos du lit; pendant la convalescence, les bains tièdes, les frictions sèches, un exercice modéré, un régime spécialement composé de bouillon et de potages gras, de viandes rôties et bouillies, de poisson, d'œufs frais, de légumes herbacés, et de vin généreux largement coupé avec l'eau de Seltz.

Lachapelle m'a fourni, depuis le 18 avril jusqu'au 8 juin, 1 choléra, 7 cholérines et 4 suettes; Serbonnes, depuis le 25 avril jusqu'au 11 juin, 4 choléras, 2 cholérines et 1 suette; Monbarbin, depuis le 30 avril jusqu'au 29 août, 4 choléras, 9 cholérines et 6 suettes; Ferroles, depuis le 1er mai jusqu'au 22 août, 1 choléra, 4 cholérines et 11 suettes; Mongroles, depuis le 2 mai jusqu'au 27 août, 10 choléras, 5 cholérines et 5 suettes; Bel-Air, le 4 mai, 1 choléra; Montaudier, depuis le 9 mai jusqu'au 27 août, 9 choléras, 5 cholérines et 3 suettes; Libernon, depuis le 11 mai jusqu'au 27 août, 2 choléras et 2 suettes; Lechoiret, depuis le 4 juin jusqu'au 29 août, 3 choléras, 6 cholérines et 5 suettes; Villiers, depuis le 16 avril jusqu'au 8 août, 16 choléras, 7 cholérines et 12 suettes; Vaucourtois, depuis le 28 avril jusqu'au 2 août, 7 choléras et 7 cholérines; Sancy, depuis le 2 mai jusqu'au 20 juin 3 choléras et 1 suette; Maisoncelle, depuis le 5 mai jusqu'au 5 juillet, 7 choléras, 5 cholérines et 3 suettes; Coulommes, le 16 juin, 1 choléra; Maison-Rouge, le 23 juin, 1 cholérine; la Consuite, le 27 juin, 1 choléra; la Tarnoterie, le 2 juillet, 1 cholérine; le Grand-Lut, le 7 juillet, 1 choléra; et Laroche, le 27 août, 1 cholérine; ensemble 183 malades, dont 71 choléras, 60 cholérines et 53 suettes.

Sur ce nombre de malades 18 sont morts: 1 à Serbonnes, le sixième jour de sa maladie, d'un engouement des poumons; 2 à Mongroles, dont une femme de 64 ans, le quatrième jour, et un jeune homme de 18 ans, le quinzième jour, d'une congestion cérébrale; 4 à Montaudier dans l'espace de vingt-quatre heures à cinq jours, sur lesquels un de 58 ans d'une congestion au cerveau, et un enfant de 10 ans, qui, depuis cinq jours malade, avait des selles lie-de-vin et était près d'expirer quand ses parents m'ont fait appeler; 2 à Sancy et 2 à Maisoncelle, que je n'ai vus qu'au moment de leur agonie; 1 à Coulommes, la veuve Deligny, âgée de 72 ans, et portant depuis dix-huit mois une diarrhée chronique; et 6 à Villiers dans l'espace de deux à sept jours, dont un enfant de 10 ans attaqué pour la seconde fois du choléra, un vieillard de 80 ans, une femme de 65 ans depuis long-temps souffrante, et un homme de 55 ans, fort indocile, qui n'a voulu souffrir ni saignée, ni sangsues, ni synapismes, absolument rien enfin de ce qui aurait pu le sauver.

L'épidémie a commencé à Villeneuve-le-Comte le 23 mai et à la fin de juin elle s'y trouvait entièrement éteinte. Pendant ces cinq semaines j'ai vu dans cette commune populeuse 27 choléras, 36 cholérines et 4 suettes, total 61 malades, sur lesquels 10 décès; 2 ont eu lieu dans l'espace de vingt-quatre à trente-six heures, et 8 dans celui de trois à six jours, dont 3 par l'effet d'une congestion cérébrale et 1 par l'effet de l'abandon. Cette accusation retombe essentiellement sur un enfant dénaturé et abruti, et ne saurait certainement atteindre un citoyen plein de courage, de zèle et de philanthropie, le sieur Pélion, instituteur primaire, qui s'était dévoué tout entier au service des malades, et qui en se multipliant d'une manière vraiment étonnante leur servait à tous de garde et d'infirmier, savait au besoin leur administrer à propos les premiers remèdes, et exécutait mes ordonnances et celles de mon confrère de Morteuf avec un discernement et une sagacité rares.

Presque tous les cholériques soumis à mon observation ont rendu soit par la bouche, soit par l'anus, un plus ou moins grand nombre de lombrics, pour la plupart morts, de la longueur de huit à quatorze pouces ; mais il en est surtout plusieurs à Villeneuve-le-Comte qui en ont expulsé jusqu'à 40 et 50, et néanmoins je ne me suis point aperçu que la présence dans les intestins d'une aussi prodigieuse quantité de vers ait aggravé l'état des maladies.

RÉCAPITULATION GÉNÉRALE.

Ages.	HOMMES.				FEMMES.			
	Choléras.	Cholérines.	Suettes.	Morts.	Choléras.	Cholérines.	Suettes.	Morts.
De 6 mois à 10 ans.	5	7		2	7	7		2
De 11 ans à 20. . .	10	7	5	4	8	5	7	1
De 21 à 30.	11	8	14	3	11	14	16	
De 31 à 40.	21	24	25	7	22	23	21	4
De 41 à 50.	12	9	8	6	20	19	13	3
De 51 à 60.	9	14	4	7	12	10	3	6
De 61 à 70.	4	16	3	.	12	5	2	11
De 71 à 80.	4			4	4	2		2
De 81 à 90.					1			1
	76	85	59	33	97	85	62	30
	220				244			
	464							

Il résulte de cet état que j'ai traité 173 choléras, 170 cholérines ; et 121 suettes ; ensemble 464 malades atteints par l'épidémie sous des formes et à des degrés différents. Sur ce nombre 63 sont morts, ce qui fait un huitième sur la totalité, un sixième sur les choléras et les cholérines réunis, et un tiers en ne prenant que les choléras.

Si maintenant l'on retranche de nos morts ceux qui ont succombé avant d'avoir pu recevoir les secours nécessaires, ceux qui ont refusé ces mêmes secours ou à qui ils ont été mal administrés, et qui s'élèvent assurément à plus de 13, il nous reste 50 morts sur 160 choléras intenses; et ce résultat, qui justifie du reste notre première assertion, est, certes, l'un des plus favorables qu'il soit possible d'obtenir en l'état présent de la science vis-à-vis de la maladie qui nous occupe.

Actuellement nous allons jeter un coup-d'œil rapide sur les causes présumées, les symptômes et la marche du choléra, et nous terminerons cette relation par l'exposition succincte du traitement que nous avons suivi.

CHOLÉRA-MORBUS.

Causes. — (Je ne parle que des causes qui m'ont paru agir sur les malades soumis à mon observation, la cause spécifique restant entièrement inconnue.) Une constitution affaiblie par des maladies antérieures, la fatigue, les passions débilitantes, comme la peur, une tristesse profonde, les transitions brusques du chaud au froid; l'impression du froid ou l'ingestion d'une boisson à la glace, le corps étant en sueur; le refroidissement des pieds; l'habitation des lieux bas, humides et mal aérés; les travaux des champs à l'exposition d'un soleil ardent; l'usage d'aliments indigestes, venteux ou malsains; une indigestion, l'ivresse, l'abus du thé et des fruits, la présence des vers dans le canal intestinal.

Le précédent tableau démontre que nous avons traité plus de femmes que d'hommes, et plus d'adultes que de vieillards et d'enfants. C'est surtout sur les individus de trente à quarante ans que la maladie a sévi; mais la plus grande mortalité porte sur les sujets de soixante à soixante-dix ans.

Relativement à la contagion, sur laquelle nous avons eu déjà l'occasion de nous expliquer, nous n'avons rien à citer qui puisse éclairer cette question : car, si nombre de fois nous avons observé deux, quatre, et jusqu'à six cholériques dans la même maison, nous avons vu presque aussi souvent le choléra exister isolément; d'ailleurs je n'ai pas vu une seule garde-malade atteinte par l'épidémie, et de tous mes confrères du canton je ne connais que M. Martin qui ait eu une légère attaque de cholérine.

On a regardé les maladies inflammatoires du poumon, et spécialement la phthisie, comme capables de préserver du choléra : cette sentence est fausse. J'ai traité deux femmes phthisiques du choléra algide, mesdames Caron de Crécy et Bernard de Bellevue, et j'ai été assez heureux pour les guérir toutes deux.

J'ai vu aussi deux aliénées atteintes du choléra : on ne les a soumises à aucun traitement, et elles se sont rétablies.

Prodromes. — Dans la majorité des cas le choléra-morbus s'annonce par une diarrhée légère, quelques coliques peu douloureuses, un sentiment d'embarras, de plénitude dans l'abdomen, des pesanteurs d'estomac, du dégoût, de l'engourdissement dans les membres, des fourmillements, des lassitudes; quelquefois il prélude par une respiration anxieuse, des tintements d'oreilles, des vertiges, des bouffées de chaleur au visage, des crampes. La maladie une fois déclarée, voici quels sont les phénomènes qui la caractérisent.

Symptômes. — *Première période ou période d'invasion.* — Courbature générale, sorte de défaillance, anxiétés épigastriques, sentiment d'ardeur à la gorge, pouls à peu près normal, bouche pâteuse, langue blanchâtre, nausées, borborygmes accompagnés ou non de coliques; déjections alvines très fréquentes et plus ou moins abondantes de matières d'abord jaunâtres, puis grisâtres, blanchâtres, ressemblant soit à une solution de fécule, soit à une décoction de riz, soit enfin à du lait caillé. Ces matières, au milieu desquelles on voit surnager des flocons albumineux, ont une odeur fétide; elles sont extrêmement liquides, et toujours chassées hors des intestins avec une grande rapidité. Cette période constitue ce qu'on appelle la *cholérine*; sa durée, qui peut aller au-delà de huit à dix jours, peut n'être aussi que de quelques heures.

Deuxième période ou période algide.—Lorsque la cholérine a été négligée ou qu'on n'a pu l'arrêter dans sa marche, et très souvent sans qu'elle ait précédé, car les deux périodes se confondent fréquemment, on voit se développer une série de symptômes vraiment formidables: ce sont des vomissements répétés de matières blanchâtres, muqueuses, laiteuses, caillebottées; la multiplicité des selles, qui, à cette époque, deviennent quelquefois sanguinolentes ou brunes; le refroidissement du corps et particulièrement des extrémités; des crampes plus ou moins douloureuses, bornées tantôt à un pied, tantôt à une jambe ou à un bras, occupant d'autres fois les membres et le tronc; la rétraction des doigts, la teinte violette des lèvres et du pourtour des yeux, qui sont mornes, ternes, caves, languissants et comme atrophiés; l'amaigrissement rapide, la lividité, la cadavérisation de la face; la coloration de la peau, dans une étendue variable, en jaune cuivré, en bleu, en violet ou en noir; la froideur de l'air expiré et de la langue, qui est ordinairement plate, humide et blanchâtre, mais que j'ai vue plusieurs fois sèche, âpre, et une fois teinte en noir foncé; la voix faible, cassée, soufflée, engastrimyque; une grande oppression, une surabondance de vents et de rapports, des syncopes, une soif inextinguible, avec désir de boire froid; le sentiment d'une chaleur brûlante dans le ventre et derrière le sternum, d'une barre d'un poids considérable à l'épigastre, auquel se joignent, certaines fois, des points de côté insupportables; l'affaiblissement ou la disparution du pouls, la matité du son de l'abdomen, la suppression totale des urines, des sueurs froides et visqueuses, la stupeur, l'immobilité ou une agitation continuelle; le sang tiré des veines est noir, épais et presque sans chaleur. Ces symptômes sont suivis de l'extinction de la vie, après un espace de temps qui varie depuis quelques heures jusqu'à deux, quatre et cinq jours. Quand la réaction doit s'opérer, elle ne se fait guère attendre au-delà de trois à quatre jours.

Troisième période, ou période de réaction.—Cette période est marquée par la diminution ou la cessation complète des vomissements et des selles, par le retour de la chaleur à la périphérie du corps, et par le rétablissement de la circulation. Le pouls devient alors sensible et acquiert successivement de la force; les yeux sortent de leur enfoncement, les traits s'épanouissent; la peau reprend peu à peu sa couleur naturelle, la voix son timbre accoutumé; les urines commencent à couler et les crampes se calment ou disparaissent. Cette réaction est souvent portée au point de déterminer une congestion cérébrale: dans ce cas la figure s'anime, les yeux s'injectent, les paupières se ferment, une chassie abondante agglutine les cils; le pouls devient dur, plein, fréquent; il survient des hoquets, et les malades tombent dans un assoupissement dont on a souvent bien de la peine à les faire sortir. Cet état peut durer de deux à huit jours, et se terminer par la mort ou le retour à la santé; d'autres fois la réaction ne se soutient pas, la peau se refroidit de nouveau, le pouls se concentre, la figure reprend l'aspect cadavéreux; il survient des hoquets, des défaillances, des petits mouvements convulsifs, et les malades succombent en peu de temps. Enfin, dans les cas les plus heureux, la réaction est immédiatement suivie de la convalescence.

Chez l'un de mes malades le choléra s'est converti en

une hémorrhagie intestinale considérable. Dans l'espace de deux jours, dix à 12 livres de sang ont pu être rendues par les selles; la vie était prête à échapper, et néanmoins la guérison a été prompte.

Les *convalescences* présentent la même lenteur, les mêmes difficultés, et pour ainsi dire les mêmes accidents que celles de la suette. J'ai vu une douzaine de sujets qui pendant cette période ont eu le dos, les fesses, les cuisses et les bras couverts d'un nombre considérable de clous. J'en ai vu un chez lequel il s'est formé trois vastes abcès remplis d'une sanie noirâtre dans l'épaisseur des parois abdominales. J'en puis citer un autre enfin à qui il est survenu une hydropisie du genou pour laquelle je le traite encore en ce moment.

Le choléra est sujet à récidive.

Pronostic. — Le pronostic est plus ou moins grave suivant l'intensité de la maladie. Les signes les plus fâcheux sont la cessation des battements du cœur, les selles sanguinolentes, les sueurs froides, la voix soufflée, l'immobilité complète du corps, et l'agitation qui porte les malades à se découvrir sans cesse, à se jeter çà et là sur leur lit, à se tourner en tous sens sans pouvoir prendre une seule minute de repos.

Traitement. — J'ai déjà parlé au commencement de cette relation du traitement à appliquer à la cholérine; je n'y reviendrai pas.

Quand je suis appelé auprès d'un cholérique dont on sent encore le pouls, je commence par faire une saignée du bras de deux à quatre palettes, suivant la force du sujet et la gravité du mal, après quoi je fais appliquer 1° 8 à 12 sangsues au creux de l'estomac, et autant au-dessous du nombril; 2° un vésicatoire long de huit pouces à un pied, et large de trois à quatre pouces, le long de la partie inférieure de la colonne vertébrale; 3° de larges synapismes le long de la partie interne des cuisses et des jambes, et à la plante des pieds. Quand les sangsues sont tombées je fais couvrir le ventre d'un cataplasme de farine de lin bien chaud, et arrosé avec 50 à 60 gouttes de laudanum de Sydenham, et, si l'oppression n'est pas diminuée, je fais mettre un fort synapisme ou un ample vésicatoire à l'épigastre. Je fais en outre frotter d'orties, toutes les deux heures, la partie externe des extrémités inférieures, depuis les hanches jusqu'aux talons : cette opération a pour effet de déterminer une révulsion instantanée et d'amender singulièrement l'étouffement. Si la diarrhée est modérée, je l'abandonne à elle-même ; sinon je fais administrer des quarts de lavements d'eau fraîche amidonnée avec addition de 8 à 15 gouttes de laudanum de Rousseau dans chaque. Je donne pour boisson l'eau fraîche en petite quantité à la fois ; quand je puis me procurer de la glace, je l'emploie de préférence, et chaque fois que le malade vomit on administre une cuillerée à bouche de la potion suivante : carbonate de magnésie, deux gros ; acide citrique, un demi-gros ; eau, 4 onces.

Lorsque déjà le pouls a cessé de battre, que la peau est froide et cyanosée, je ne fais point de saignée, j'applique un petit nombre de sangsues sur le ventre et à l'anus ; j'emploie, comme ci-dessus, le vésicatoire, les synapismes et l'urtication ; je fais envelopper les extrémités supérieures d'étoffes de laines souvent chauffées, et je prescris pour boisson la solution de protoxide d'azote, ou, à son défaut, l'eau de Seltz, et dans certains cas, comme, par exemple, lorsque les vomissements sont calmés, une infusion de tilleul tiède.

Plusieurs fois ayant trouvé la langue saburéale ou l'estomac chargé d'aliments, j'ai administré avec fruit l'ipécacuanha comme vomitif à la dose de 25 à 30 grains en deux doses à vingt minutes d'intervalle. Cet évacuant a la propriété merveilleuse d'arrêter immédiatement la diarrhée et le vomissement.

Sitôt que la réaction est établie, je substitue à l'eau froide la limonade, l'eau de gomme nitrée, l'eau panée et quelquefois l'eau légèrement rougie.

Je combats la congestion cérébrale au moyen des sangsues aux tempes, des applications d'eau froide sur le front et de maniluves synapisés. En même temps j'oppose à la constipation, qui existe presque toujours par coïncidence, les lavements laxatifs composés avec la décoction de mercuriale et le gros miel, et à l'intérieur le calomel pris à la dose de 2 à 3 grains matin et soir.

Quant au hoquet, je ne m'en occupe qu'autant qu'il devient trop fatigant. Dans ce cas, je donne, avec avantage, toutes les heures, une pilule composée de 2 grains de camphre et de 3 grains de sel de nitre : il est rare que je sois obligé de dépasser le nombre de 5 ou 6.

La convalescence doit être surveillée avec le plus grand soin. On permettra successivement quelques cuillerées de bouillon coupé, de légers potages à la fécule, à la semoule ou au vermicelle; des crèmes de riz, de sagou; des œufs frais; quelques légumes tendres, tels que chicorée, laitue, scorsonères; du poisson, des viandes blanches; et pour boisson on donnera un peu de bon vin noyé dans l'eau de Seltz.

FIN.

Crécy (Seine-et-Marne), 1er septembre 1832.

www.ingramcontent.com/pod-product-compliance
Ingram Content Group UK Ltd.
Pitfield, Milton Keynes, MK11 3LW, UK
UKHW012310240726
13966UKWH00005B/1770